腎移植連絡協議会からの提言

腎移植を取り巻く新たな問題点

編 集
吉 村 了 勇

日本臨床腎移植学会

腎移植連絡協議会
発言者一覧

司会者
  芦田　明　（大阪医科大学小児科学）

発言者
  相川　厚　（東邦大学医学部腎臓学講座）
  剣持　敬　（藤田保健衛生大学医学部移植・再生医学）
  芦田　明　（大阪医科大学小児科学）

(以上，発言順)

> 本書の内容は，第50回日本臨床腎移植学会（学会長　高原史郎，2017年2月15〜17日，神戸コンベンションセンター，神戸国際会議場）の開催中に施行された腎移植連絡協議会での内容を，その後修正・加筆してまとめたものである．

序
― 腎移植連絡協議会からの提言 ―

　腎移植連絡協議会では，その時々の時事問題を中心に検討し，理事長が企画して行っています．腎移植は 1954 年の成功以来，すでに 60 年以上の歴史があり，この間先人達の弛まぬ努力で素晴らしい進歩を遂げてきました．免疫抑制剤の進歩，腹腔鏡手術の導入など例をあげればきりがありません．もうこの辺りで限界かなと思っていると，すぐに新しい進歩がみられるようになります．一方で新たな問題も常に出現し，それに解決策を見出すと，また新たな問題が出現してまいります．例えば，抗体関連拒絶の増加，BK 腎症の出現，TMA の発症などは現在，腎移植の分野で解決しなければならない問題として起こっております．また，複合臓器移植が本邦でも行われるようになってきて，新たな問題として肝腎同時移植におけるクロスマッチ陽性の場合の取り扱い，すなわち陽性の場合腎移植はどのような取り扱いにするのか？　という問題，また小児期から成人期への移行期に起こる怠薬などを含めた TRANSITION の問題も小児科関連の医療従事者のみならず，成人を扱うわれわれにとっても重要な問題で，一緒に考えなければならないと思っております．

　そのことを踏まえて今回は「腎移植連絡協議会からの提言　腎移植を取り巻く新たな問題点」というテーマを設定致しました．移植医の立場，他の臓器移植の立場，そして小児科の立場から 3 人の演者の先生方をお招きしました．

京都府立医科大学大学院移植・再生外科学教授
日本臨床腎移植学会理事長
吉村　了勇

腎移植連絡協議会からの提言
腎移植を取り巻く新たな問題点

目　　次

1. 無機能腎レシピエントの待機点数の問題点……………………… 2
   相川　厚（東邦大学医学部腎臓学講座）

2. 脳死ドナーからの腎摘出についての問題点…………………… 11
   剣持　敬（藤田保健衛生大学医学部移植・再生医学）

3. Transition における問題点（怠薬などについて）…………… 20
   芦田　明（大阪医科大学小児科学）

腎移植を取り巻く新たな問題点

無機能腎レシピエントの待機点数の問題点

相川　厚*

献腎の質が悪かった場合を見直し

　本日は最初の話題として，無機能腎レシピエントの待機点数の問題点について述べさせていただきます．私は，日本臨床腎移植学会の，献腎が無機能であった場合の待機期間の検討委員会（委員会）で委員長を務めておりますので，本委員会で決定した事項について，これからご紹介させていただきます．

　以前から移植医からの要望がありましたが，2016年3月9日に開催された第8回腎臓移植の基準等に関する作業班で，「献腎ドナーの腎の質が悪いために無機能になってしまったレシピエントが，再度移植登録を行う際，待機期間をゼロに戻されてしまうという今の規則はいいのかどうか」という問題点が挙げられました．それでいろいろと討論した結果，やはりこれはおかしいのではないか，何とかできないものかということで，2016年6月29日に開催された，厚生労働省の第44回厚生科学審議会疾病対策部会臓器移植委員会にこれを掛け，レシピエント側に原因がない場合には，待機期間を移植前に待機していた元の期間に戻すことが賛成多数で可決されました．

　ところがこれは条件付きの可決で，無機能腎になるにはいろいろな原因があります．だから，本当にドナーの腎臓の質が悪かったからなのか，それともレシピエントに問題があったのか，きちんと整理しなさいということで，厚生労働省の移植医療対策推進室から日本移植学会に，検討

*東邦大学医学部腎臓学講座

表1　透析離脱不能件数

	透析離脱	透析離脱不能	不明	合計
脳死	633	16（2.5%）	0	649
心停止	2,629	223（7.8%）	1	2,853
合計	3,262	239（6.8%）	1	3,502

N＝3,502（1995年4月～2015年12月）
透析離脱不能：移植後に透析から完全に離脱しない状態（移植腎が部分的に機能し、週1～2回透析を併用している事例も含む）

依頼の事務連絡がありました．しかし，日本移植学会より，むしろ日本臨床腎移植学会のほうがいいだろうということで，今度は日本臨床腎移植学会に検討委員会を設置し，医学的診断基準を定めることなどの依頼がありました．このような経緯で，「献腎が無機能であった場合の待機期間の検討委員会」が発足し，同委員会の委員長として私が指名され，2016年12月23日と2017年1月5日に委員会を開催し，いろいろと検討して決めさせていただきました．委員会の構成メンバーは芦刈淳太郎（日本臓器移植ネットワーク），石田英樹（東京女子医科大学），牛込秀隆（京都府立医科大学），佐々木ひと美（藤田保健衛生大学），中川由紀（新潟大学），西　慎一（神戸大学）です．

　これは決定事項というよりも，むしろこれから皆さんに意見を伺ったり，パブリックコメントを募集したりということになると思いますが，その後この決定事項を日本臓器移植ネットワーク（JOTNW）の献腎移植の待機期間に反映していきたいと考えています．

透析離脱不能例の調査結果

　調査データのベースになったのは，JOTNWの1995年から2015年にかけての脳死下および心停止下の件数3,502件で，これらを対象にあっせん事業部調査研究グループで収集，分析されたものです．全体の成績は，5年では生存率が90%，生着率が76%，10年では生存率が83%，生着率が61.5%でした．このうち，どのぐらい透析離脱不能例があるか

4 腎移植を取り巻く新たな問題点

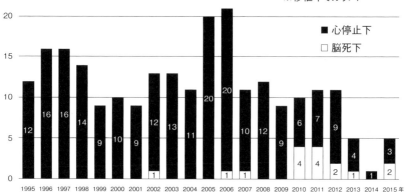

図1 透析離脱不能件数の年次推移

を見ると,脳死下では2.5%(16例),心停止下では7.8%(223例),平均6.8%の方が,残念ながら透析離脱不能になっており,この結果についていろいろと検討いたしました(表1).

最近,透析離脱不能例が非常に少なくなっており,2013年からは激減していることがお分かりいただけると思います(図1).これは,ちょうどこの時期に,フローサイトメトリークロスマッチ(FCXM)検査が献腎移植で導入され,微量の抗体でも検査可能になり,抗体関連の拒絶反応が非常に減ったことが一つの原因だと思います.黒色が心停止下,白色が脳死下ですが,当然脳死例に対するFCXM検査も増加しており,2014年の透析離脱不能例はわずか1例で,2015年も5例と非常に少なくなっています(図1).

実際にはいろいろな原因がありますが,その他の原因としては,Primary Non Function(PNF),拒絶反応などが中心で,特に,心停止下ではPNFが非常に多いことが分かります.

原因と移植腎の廃絶時期を調べると,80%弱の方が移植して3ヵ月未満に集中しています(表2).アメリカのUNOS(全米臓器分配ネットワー

表2　透析離脱不能原因および移植腎廃絶時期

		移植腎廃絶の時期						
		1ヵ月未満	1ヵ月以上3ヵ月未満	3ヵ月以上6ヵ月未満	6ヵ月以上1年未満	1年以上	未報告	合計
透析離脱不能の原因	PNF	58	37	9	4	1	6	115
	拒絶反応	12	14	4	0	0	1	31
	技術的原因	2	0	0	0	0	0	2
	移植腎血栓	25	1	0	0	2	0	28
	その他	17	8	1	1	2	19	48
	未報告	7	2	1	0	0	5	15
	合計	121	62	15	5	5	31（死亡30）	239

3ヵ月未満　183/239 = 76.6%

N=239（1995年4月～2015年12月）
PNF：Primary Non Function

表3　透析離脱不能症例数およびドナー年齢

	ドナー年齢								
	0～9	10～19	20～29	30～39	40～49	50～59	60～69	70～79	合計
合計	4	11	18	17	45	70	58	16	239
総数	40	183	391	366	670	967	741	144	3,502
(%)	10.0%	6.0%	4.6%	4.6%	6.7%	7.2%	7.8%	11.1%	6.8%

10歳未満 n.s.　　　　　　　　　　　　　　　　　　χ^2検定 p=0.037

N=239（1995年4月～2015年12月）

ク）の定義でも，3ヵ月未満の方というのが一応条件になっています．

　ドナーの年齢と透析離脱不能例の関連を見ると，高齢者，特に70歳以上では，透析離脱不能例が約11%と有意に多く，若年者でも血栓の生成などで多くなっていますが，有意差はありませんでした（**表3**）．

　また，ドナーの原疾患についてはいろいろなものがありますが，このうち脳腫瘍の割合は10%となっています．脳腫瘍の方はなかなか脳死にはならず，心停止下での臓器提供が多いので，周術期の低血圧時間が長かったり，条件の悪い腎臓が提供されている可能性があると考えてい

表4 透析離脱不能例および温阻血時間

	温阻血時間（WIT）				
	5分以内	6分以上15分以内	16分以上30分以内	31分以上	合計
総数	2,357	635	410	100	3,502
（％）	5.9%	6.1%	8.3%	27.0%	6.8%

χ^2 検定 p＜0.01

N＝239（1995年4月～2015年12月）

表5 透析離脱不能例および総阻血時間

	総阻血時間（TIT）				
	6時間以内	6時間超12時間以内	12時間超24時間以内	24時間超	合計
総数	339	1,686	1,255	222	3,502
（％）	2.7%	4.6%	9.7%	14.0%	6.8%

χ^2 検定 p＜0.01

N＝239（1995年4月～2015年12月）

ます．

　無尿期間については，6時間超12時間以内が一番多かったのですが，24時間でも8.1％で，実はそれほど時間による影響はありません．このため，時間による区別がきちんとできていないのが現状で，この点も考慮する必要があると思います．

　温阻血時間（WIT）は，やはり31分以上になると非常に悪く，約4分の1にあたる27％の方が透析離脱不能になっています（表4）．総阻血時間（TIT）についても同様で，24時間を超えてしまうと14％の方は有意に透析離脱できないことが分かりました（表5）．

　糖尿病の方の場合，実はHbA1cの値が6％，6.5％の両者で，有意に透析離脱不能例が多いのですが，6％というのは少し基準が甘いのではないかということで，6.5％以上の場合に相対的な因子に加えるように考えています．

表6　無機能腎と関連がある因子

ドナー側の要因で無機能腎になった因子
①絶対的因子
　1）WIT > 30分
　2）TIT > 24時間
　3）ドナー高齢（70歳以上）
②相対的因子
　1）術前無尿期間（> 24時間）
　2）0または1時間生検で微小血管血栓あり
　3）周術期の低血圧
　4）小児腎ドナー
　5）脳腫瘍患者（多くは心停止で温阻血時間延長）
　6）WITあるいはTITが長時間
　7）HbA1c（JDS値）が6.5以上
　8）ドナーが腎臓病を有していたと考えられる場合

　一方，レシピエントの年齢は，透析離脱不能例にあまり関係ありませんでした．レシピエントの年代としては，若年者が比較的多い傾向はありますが有意差はありませんでしたので，レシピエントの年齢については考慮していません．

　心疾患があるとやはり透析離脱不能例が多く，10%の方が有意に透析を離脱できず，透析期間が20年以上になると，有意に透析離脱不能例が多くなってしまいます．これらもレシピエント側の原因に入ると思います．

待機期間の判定

　まず，無機能腎の定義です．無機能腎とは，「灌流が適正に行われた上で，移植後3ヵ月の時点で機能しない腎臓の状態で，週1〜2回，透析が必要な症例も無機能腎とする」と定義されています．

　先ほどのデータの分析を行い，結局，無機能腎と関連がある因子は，絶対的な因子と相対的な因子に分けたのですが，ドナー側の要因で無機能になった場合の絶対的な因子は，WITが30分を超えるもの，TITが24時間を超えるもの，そしてドナーが70歳以上の高齢の場合でした．

表7 待機期間の判定

1) ドナー側の要因
   絶対的因子⇒待機期間をそのままとする
2) ドナー側の要因
   相対的因子⇒評価委員会にて検討
3) レシピエント側の要因
   再登録の可否⇒評価委員会で検討
   最終的には移植施設の判断に委ねる
   再登録の場合は待機期間を0日に戻す
4) どちらでもないもの
   評価委員会にて検討

つまり,これらの絶対的因子が一つでもあれば,待機期間を移植前に待機していた元の期間に戻してあげる.ゼロにはしないということです(**表6**).

他にドナー側の要因として,絶対的な因子ほど関連性は強くないのですが相対的因子があり,具体的には術前無尿時間が24時間以上,0または1時間生検で微小血管血栓がある,周術期の低血圧のほか,血栓ができやすい小児腎ドナーや,先ほどお話したように,心停止のよくみられる脳腫瘍患者,WITあるいはTITが長時間,HbA1cが6.5%以上,そしてドナーがもともと腎臓病を有していたと考えられる場合が挙げられます(**表6**).

一方,レシピエント側の要因で無機能腎になった場合の絶対的因子として自己怠薬があります.これは非常に少ないとは思いますが,自分で薬を中止してしまって,3ヵ月以内に廃絶する場合です.このケースでは,再登録はかなり問題があるだろうということで,再登録の適応はありません.ただし精神科などで治療を受けた方については,評価委員会で検討して再登録を考慮します.相対的な因子としては,拒絶反応,心疾患,心不全のほか,溶血性尿毒症症候群(HUS)など,いくつかの再発性の病気が挙げられます.また,その他の因子として,動脈血栓症や静脈血栓症がありますが,これらはレシピエント側の原因で起こる場合もありますし,実は手術手技などによって起こる場合もあります.

待機期間の判定ですが,まずドナー側の要因で無機能腎になった場合,

それが絶対的因子であれば待機期間を元に戻し，相対的因子であれば，待機期間を元に戻すか0日にするかは評価委員会で検討します（**表7**）．一方，レシピエント側の要因で無機能腎になった場合は，適応に問題がある可能性が非常に高いので，再登録の可否を評価委員会で検討しますが，最終決定は移植施設の判断に委ね，再登録の場合は待機期間を0日にします．また，どちらでもないものに関しても，評価委員会で検討することになっています（**表7**）．

なお，評価委員会の委員は，このコードを作った検討委員会の委員が継続しますが，芦刈委員は日本臓器移植ネットワークの職員ですので，オブザーバーに変更し，病理医1名を推薦で加え，さらに先ほど行われた理事会では，症例の出た各県のコンサルタント1名をここに加えてその事例を検討するということです．これは，未透析移植の適応評価委員会と非常に似た形で評価を進め，一応2年間実施してデータを蓄積した上でルール化し，将来的には移植施設にその判断を委ねることにしたいと考えています．以上です．

討　論

芦田　ありがとうございました．相川先生のご講演に対して，何かご質問がありましたらお願いします．

櫻井　東京都臓器移植コーディネーターの櫻井です．先生が今お話しされた中で，両側腎とも移植して機能しなかった症例は何％ぐらいあるのでしょう．おそらくドナー側の要因が最も影響しているものと思いますが，両側腎とも機能しなかった症例の割合を教えていただけますか．

相川　1995年4月から2015年12月までの脳死および心停止下臓器提供における腎移植（3,502件）（膵腎同時，肝移植を含む）において透析離脱不能件数（239件）の内，両腎が機能しなかった場合は82件（35％）あり，無機能腎のドナーの要

因として考えるべき因子に入れるべきと考えます.

　芦田　他にはいかがでしょうか.

　剣持　評価委員会に委ねるものとして，ドナー側の絶対的因子があった場合は，評価委員会に出してはいけないわけですよね．それ以外で悩むようなケースは，評価委員会に出して評価してもらうというスタンスですか．

　相川　絶対的因子がない場合は，一応全部評価委員会で検討します．レシピエント側の要因で無機能になった場合は，その登録に問題があり，場合によっては適応ではないかもしれない．その可否を評価委員会で一応検討しますが，もちろん最終決定は，移植施設にしていただくということです.

　先ほど行われた評議員会でも決定したことですが，この学会が終わり次第，いま私がご紹介した「献腎が無機能であった場合の待機期間についての提言書」に対するパブリックコメントを本学会のホームページで募集して，HCV感染の取り決めと同様，皆様からご意見を募りたいと思います．8月には臓器移植委員会がありますので，できれば早く決定して，辛い目に遭った患者さんの待機期間を，何とか元に戻してあげたいと考えています.

　芦田　ありがとうございました.

脳死ドナーからの腎摘出についての問題点

剱持　敬[*]

脳死移植のプロセスを準備せよ

　臓器移植法が制定され，脳死移植が始まったのが1999年で，その後，心臓，肺，肝臓などに脳死下での臓器移植が行われたのですが，腎移植についてはそれ以前に心停止下でのかなり長い歴史があり，その結果，脳死下臓器摘出チームとの違いが生じています．具体的には，腎臓移植の場合，心停止ドナーからの摘出が長く行われていたので，ダブルバルーンカテーテルによるカニュレーションに慣れています．また，脳死認定施設では，認定された際，必ず日本臓器移植ネットワークからいろいろな講習を受けるのですが，腎臓については脳死の認定施設ではないのでトータルな講習がありません．また，脳死ドナーが出ても，通常は膵腎チームが腎臓摘出まで行うため，実際に腎臓を摘出する機会が少ない．さらに，心停止下では，灌流法や摘出手技が施設や地域ごとに違っていたという歴史があります．しかし，脳死移植が始まり，他の臓器の摘出がない場合，腎臓移植施設が全てのプロセスを担う必要があります．そういった点を考えると，やはりきちんと準備しなければならないということになります．

摘出の流れ

　脳死下での摘出の流れです．現在では，かなりチームのメンバーが知

---

[*]藤田保健衛生大学医学部移植・再生医学

り合いになってきましたが，いろいろな臓器のチームがあるので，まずは挨拶して情報交換します．特に，血管を切る位置，腎臓と肝臓の間の血管の位置や，肺の摘出があるかないかで，下大静脈のカニュレーションを行うか，あるいは胸腔内で切るかといったことも情報交換します．また，三次評価として，これは各チームで行いますが，超音波あるいはCTを見たり，肺であれば気管支鏡で確認したりします．

　ミーティングは手術室で行いますが，細かいことは既にディスカッションしていますので，最終確認を行います．そして，毎回同じ内容ですが，まずは日本臓器移植ネットワークのコーディネーターからいろいろな注意があります．それからスタッフの紹介があり，三次評価の結果や，血管を切る位置などを再確認します．あとは呼吸循環管理，これはドナー病院の麻酔科の先生が行いますが，特に抗生剤，ソル・メドロール，ヘパリンの投与などをお願いし，必要であれば，採血もお願いしておきます．

　実際に脳死ドナーの摘出現場に行くと，非常に人がたくさんいます．肺，心臓，肝臓，膵臓，小腸，腎臓と，当初は全施設が同じような器械を重複して持ってきたりしていました．

　これは腹部摘出の流れで，胸部は除いています．まず執刀して，大動脈の分岐部でaortaとvena cavaをテーピングします．これは，途中で心停止になっても，すぐに灌流できる準備を早く行うためです．それから横隔膜直下のhiatusのところでaortaをテーピングします．そうすると，すぐにクランプして灌流できるので，まずこれを行います．そして全身のヘパリン化を行いカニュレーションを行います．胸腔内で切るときは，脱血用のチューブは必要ないのですが，通常入れる場合が多いです．それが終わったら，胸部チームと連携し，クロスクランプ（大動脈遮断）を行い，UW液と呼ばれる保存液を点滴法で灌流します．クラッシュアイスを同時に腹腔内に入れ，まず胸部臓器の心臓・肺が摘出されます．その後腹部臓器は，まず小腸があれば小腸ですが，ここ何年か小腸の摘出はないので，一般的には肝臓，膵臓，腎臓の順に摘出します．

通常，肝臓は単独で摘出し，膵腎はアンブロックで摘出する場合が多いです．それから血管グラフトを採取するという流れになっています．

脳死ドナーにおける腎臓摘出チームあるいは腎臓移植チームにはいろいろなパターンがあります．まず膵臓の摘出がある場合，実は腎臓摘出チームがわざわざ出向く必要はありません．ただし，膵臓の摘出がない場合は，肝臓の摘出があっても肝臓チームが腎臓までは摘出しないこともあるので，その際には腎臓摘出チームが行くわけです．特に，肝臓の摘出がなく，腹部の摘出が腎臓だけの場合は，カニュレーションも行わなければならないので，腎臓チームでは機材も含めてフルセットを用意しておく必要があります．ただ実際には，こうしたケースは非常に少ないです．

献腎移植の場合，医師がただ機材を運び，結局やることは腎臓を運ぶだけという状況がありましたので，以前から日本臓器移植ネットワークに対し，相川先生が再三申し合わせを出しています．具体的な細かい内容は省略しますが，腎臓の場合でも献腎の搬送のためだけに，移植実施施設に搬送要員を要請する．これは医師が行きますので，レシピエントがいる施設から医師が1人いなくなるわけです．脳死例の場合には2人いなくなることもあります．従って，移植実施施設の場合は，その提供施設で摘出していただき，移植コーディネーターの方に摘出臓器を運んでいただくよう要望しています．

脳死の場合も同じで，膵腎同時移植がある場合，膵腎は一括で摘出します．しかもその後，膵臓あるいは両側腎を分離するのは膵臓チームが行いますので，最終的には移植コーディネーターの方に運んでいただければそれで問題ないと思います．大事なのは，その膵腎チームあるいは提供施設の摘出チームを信頼していただいて，そのチームがこれは大丈夫だと判断したものは，それを信頼するという信頼関係だと思います．実は2016年12月に，当施設で7例目の脳死ドナーを出した際，残念ながら膵臓は使えなかったのですが，腎臓は1番目が当施設で2番目が名古屋第二赤十字病院でしたので，事前に相談して，これはわれわれが全

部摘出して移植コーディネーターの方に運んでもらおうと思っていたのですが，律儀な平光先生が来てくださいました．ただその際も，持ってきたのはクーラーボックスだけで，もちろん機材も要りませんし，レシピエントのほうに皆さんの精力を温存でき，非常にうまくいった例です．

これは公表していませんが，東海・北陸地方の病院で，2016 年 12 月に行った脳死の事例です．膵腎が当施設で腎臓が名古屋第二赤十字病院という，また同じような組み合わせになりました．事前に相談し，今回は膵腎を摘出するので機材はわれわれが全部持っていきます．「名古屋第二赤十字病院からは 1 人来ていただければ大丈夫です」と言ったのですが，経験のためにということで 2 人来られました．ただ，持ってきたのはクーラーボックスだけで，これも非常にうまくいった事例です．結局，腎臓チームも膵臓チームも全部入っていただいて，摘出に加わったことになります．

ただし，膵臓の摘出がなく膵臓チームがいない場合は，腎臓チームが摘出しなければならないので，少なくとも aorta や下大静脈のカニュレーション，クロスクランプの手技の習熟は必須だと思います．ダブルバルーンカテーテルによるカニュレーションでは駄目なのかということですが，実際に両方経験してみると，aorta からの灌流のほうが絶対に良いと思います．最近，腎臓チームの先生方もかなりこちらをやってくれるようになり徐々に浸透してきていますので，やはりこの手技の習熟は必須だと考えます．

具体的には，aorta のカニュレーションチューブとして，当院では Flexmate を使用していますが，チューブの太さがいろいろあって使いやすいと思います．固定用のテープはウンビリカルテープを使っています．連結用チューブは 2 本の UW 液を繋げるもので，バクスター製です．バックテーブルはそれぞれの施設で違います．クーラーボックスの中には，膵臓の場合，ソルラクト輸液を 15 本ぐらい，ビアスパンなどの臓器冷却保存液も 3～4 リットル持っていきます．本来，4 リットルも必要ないのですが，肝臓移植チームとうちで 1 本ずつ使用して，1 本はバッ

クテーブルで使う形で予備として持っていきます．添加因子セットは，きちんと毎回中身を揃えておきます．

摘出の手技

　具体的な摘出の手技です．腎臓チームが摘出を行う際一番大事なのは，あまり慣れていないお腹の中の操作だろうと思います．これは特に難しいわけではなく慣れの問題ですが，分岐部の直上のところで aorta と vena cava を出すのですが，助手に腸管を頭側に引っ張り上げてもらうと，非常に視野が良くなります．特に腰動脈・腰静脈が後ろに回っていて，それを引っかけると出血しますので，注意が必要です．

　下腸管膜動脈は，切る場合と切らない場合がありますが，切らなくても十分なスペースができることが多いので，この手技については，例えば膵腎チーム，肝臓チームと一緒に手術室に入ったときに，ぜひ習得していただきたいと思います．これも外科の場合は大丈夫ですが，泌尿器科医の場合，crus の下の aorta を出すのは，普段意外と見ないところなのでなかなか難しい．ただこれは，実は献腎で心停止よりもずっと楽で，まず拍動が触れるので，どこに aorta があるのか分かるのと，切り込んで crus を分けていっても aorta に穴が開くことはまずないので，かなり強くそこを剥離しても結構大丈夫で分かりやすいと思います．

　白い壁が見えたところで aorta に到達します．ここは必ずしもテーピングは必要なく，上からクロスクランプすればいいという意見もありますが，私自身は以前引き上げて，クロスクランプが全部にかからなかったことがあったので，きちんとテーピングしておいたほうがいいと考えています．裏側には何もなく，シフトさえ間違えなければ指でぐるっと回れるようなところなので，何回か経験すれば問題ないと思います．

　ヘパリン化はだいたい 400U/kg で指示していただき，ヘパリン化してすぐカニュレーションするのではなく，3 分後ぐらいにカニュレーションすることとなっています．チューブを入れるときのこの手技は，

やはり左の親指と人指し指で aorta をつまんで右手で入れるのが一番いいと思います．鉗子を使うことも可能ですが，何かあっても離さないでいられるので，意外と手が一番確実です．そういった手技もぜひ習得していただきたいと思います．

　ということで，一つは歴史的な違いから，腎臓チームでは少し他の脳死下摘出チームとの違いがあったということ．あとはやはり膵腎チームが摘出する際，相川先生がおっしゃったように，ただ機材を持ってきて何もしないで，摘出臓器を持って帰るだけということがずっと続いていたので，そういった状況は改善していく．提供施設も集まる人があまり多くないほうがいいでしょうから，今後はよりそのような方向で，進めていくほうがいいだろうと思います．

討　論

　　芦田　ありがとうございました．剣持先生のご講演について質疑をお願いします．

　　相川　剣持先生，ありがとうございました．腎臓摘出の申し合わせについては，もう3年間ぐらい棚上げされています．本来，臓器の搬送は移植コーディネーターの仕事ですので，僕は医師を搬送要員にしないでくれとはっきり言っています．腎臓に関しては特にそうで，移植コーディネーターの方がどうしてもいない場合は，われわれがもちろん搬送しますし，現場に行っている場合は必ず搬送して持ち帰りますが，この点ははっきりすべきだと思います．移植コーディネーターの方々は，「これは規則だから」という言い方をされるかもしれませんが，すでに日本臓器移植ネットワークの委員会で確認されている事項ですので規則はありません．好意的に手伝ってあげるという気持ちは必要だと思いますが，単なる搬送要員としての招集は問題外だと思います．

　　実は，移植施設委員会が解散されてしまい，現在日本臓器移

植ネットワークの中では会議ができない状態になっており，この件は理事長の手元に保留されています．ですので，まだこれは決定事項ではないのですが，臓器移植対策室もこれには非常に気を遣っておられます．だから，本当はこの学会で，この件について対策室の方がお話しされる予定だったのですが，皆さんご存じのように，先日，心臓移植の患者選定に間違いがあり，今はそれどころではなくなってしまいました．でも将来的には，これはぜひ決定して，守っていただかなくてはならないことだと考えています．

　最後にもう1点，先ほど剣持先生はおっしゃらなかったのですが，臓器摘出後の保存時間の問題があります．保存時間が非常に短い心臓・肺のチームは，摘出するとすぐに施設を出発してしまい，場合によって肝臓チームが残されて，閉腹の手伝いを要求される場合があります．しかし，これはできれば腎臓チームが2,3人残って閉腹してあげる．臓器の保存時間を考えると，不必要なことで肝臓チームを残さないよう，皆さんにお願いしたいと思います．

　芦田　ありがとうございました．

　長坂　豊橋市民病院の長坂です．UW液について伺いたいと思います．臓器移植を頻繁に実施している施設では，UW液が施設内にあると思いますが，腎単独，つまり脳死下で腎摘出チームのみという場合，UW液は持っていません．こういった場合の管理について，日本臓器移植ネットワークでは，何か検討されているのでしょうか．

　剣持　日本臓器移植ネットワークの状況はわかりませんが，各地域でUW液をよく使う施設がありますので，われわれはそういった施設と連携して，期限が切れそうな製品を時間があれば回してもらうといったことはやっています．ただし，保管や運搬の上でも，最終的には日本臓器移植ネットワークで地域ごとに管理していただく形がいいと思いますので，なるべくそ

の方向でお願いしたいと思っています．現段階では，UW液をあまり使わない施設については，確かになかなか難しい面があります．

三浦 札幌北楡病院の三浦です．昨年北海道で，当初，膵腎提供予定だった方が，ドナーの医学的な理由から膵臓の提供が中止になり，腎臓の提供だけになったケースがありました．その際，摘出費用として支払われる費用の配分をどうするかが，結局当事者任せのようになっていて，レシピエント側と移植コーディネーターが，何度も何度も電話で話し合って配分を決めるといった，非常に労力の無駄な場面が見受けられました．ですので，そういった費用の配分についても，一定のルールを作っていただいたほうがいいのではないかと思いました．

剣持 先ほどお話ししなかったのですが，臓器の摘出は連携して行っていますので，費用配分の点で一番問題なのは，摘出機材を全部持ってくる施設と，持ってこないで人だけ何人か来る施設がある場合，その配分をどうするかということだと思います．日本臓器移植ネットワークに問い合わせると，「その施設同志で判断してください」という話で，それは丸投げで少しおかしいのではないかと思うのです．例えば，現在，人数割りで配分している場合があるのですが，一方の施設から1人，もう一方の施設から2人来ると，摘出費用を1対2で配分します．ただ，2人の施設が機材を全部持参して，1人の施設は人だけ来た場合，単純に費用を1対2で配分するのはやはりおかしい気がします．だから，基本的にはそういった場合の配分ルールをきちんと整備する必要があると思います．この点については，現在日本臓器移植ネットワークに投げ掛けて検討してもらっていますが，先ほど相川先生がおっしゃったように，今はそれどころではなくなってしまったので，この件も棚上げになっています．今度落ち着いた時点で，複数の施設が連携した場合の摘出費用の配分の原則，例えば，摘出機材を持っていった場合は

これぐらいといった費用配分の目安を，日本臓器移植ネットワークできちんと作成してもらったほうがいいのではないかと思っています．そうしないと，「何でこんなに払わなければいけないのか」，「何でこれはもらえないのか」といったことが，お互いの施設の事務レベルで起こってしまいます．そうならないためにも，この原則は必ず作ってもらおうと考えていますので，もう少しお待ちいただければと思います．

　芦田　よろしいでしょうか．どうもありがとうございました．

Transition における問題点（怠薬などについて）

芦田　明*

キャリーオーバーから移行の医療へ

　近年の医学の目覚ましい進歩に伴い，慢性疾患を有する小児の疾患予後が著しく改善し，小児期から思春期・青年期へと継続した医療の提供が必要となってきています．小児腎臓病の分野でも同様に，治療方法や透析技術，また移植医療の進歩によって疾患予後が改善し，移植成績も向上しています．こうしたことから，中等度から重篤な慢性腎臓病の患者や腎移植を受けた患者についても，成人期への継続した医療が必要となっています．

　実際にわが国では2000年代に入るまで，20歳を超えるこのような慢性の疾患を持つ小児期発症の患者はキャリーオーバーと称され，小児科での管理・治療の限界から，成人科を含めた転科先を探し続ける状態でした．2000年代に入って，これらのキャリーオーバーと呼ばれる，成人した小児期発症の慢性疾患患者について，身体的，心理・社会的な問題が議論されるようになり，移行（Transition）という言葉が導入されてきました．

　移行とは，「小児患者の成長に伴って，養護者を中心とした医療から，成人型の自己完結型の疾患管理を行う医療へと，計画的に目的を持って成人科へ転科させることである」と定義されています．その際，一般的に生じる問題として，小児科が成人患者を診ることについては，やはり小児科医に成人疾患への対応が取りきれないという問題，特に妊娠・出

---

*大阪医科大学小児科学

産の管理については，生まれてくる子供のほうを診ているので，あまり管理できないことが挙げられます．一方，成人患者が小児科で診察を受け続けることについては，成人患者が小児科外来に非常に違和感を持つこと，また小児科病棟が一般的には成人患者を受け入れておらず，成人病棟での入院管理が必要になることなどが挙げられています．また，一般的に移行を阻む理由としては，小児科における医療は保護者と主治医が非常に強く結びついている場合が多く，強すぎる信頼関係のためにかえって移行できないことや，成人科にこうした患者を管理できる専門家がいないこと，患者自身の心の問題などが大きく関与していると言われています．

ノンアドヒアランスの回避が最重要

そこでこれらを解決するため，現在では移行プログラムの設定が重要視されています．移行プログラムとは小児科から内科への転科を含む一連の過程を示すもので，思春期の患者が小児科から内科へ移るときに必要な医学的・社会心理的・教育的・職業的支援の必要性について配慮した，多面的な行動計画であると定義されています．

わが国でも，厚生労働省の松尾班・丸山班において，日本腎臓学会と日本小児腎臓病学会の合同の分科会で，「小児慢性腎臓病患者における移行医療についての提言」という文書が作成され，2016年には「思春期・青年期の患者のためのCKD診療ガイド」も発刊されました．この分科会では実態調査の班も形成されており，そちらでは全国の病院にアンケート調査を実施して，これらの方法を検討しています．

その中の一部の結果を示します．小児科から成人科への転科ができていない理由を聞いてみると，やはり患者や家族の転科への辞退が一番大きな要因を占めますが，小児科医自身があまり積極的に動いていないことや，合併症の存在が大きな要因として挙げられています．

そこで当院で，まだ転科しきれていない症例を一例提示します．18

歳女性と書いてありますが，現在は22歳になっています．両親がいとこ婚で，弟が脳性麻痺をきたしており，原病はシニア・ローケン症候群で，若年性ネフロン癆と網膜色素変性症によって目が見えなくなっています．末期腎不全のため，8歳時に腹膜透析を導入され，13歳9ヵ月のときに移植を受けています．また，腎不全による低身長を伴っていたため成長ホルモンでの治療を受け，腎移植後キャッチアップを認め，最終身長は−1.8SDに納まっています．血液検査の推移をみると，腎移植後は非常に安定した経過をたどり，22歳の現在まで9年間移植腎は保持され，最終的な観察時の血液検査ではクレアチニン値は1.20mg/dL程度に維持されています．

　先ほど示した「思春期・青年期の患者のためのCKD診療ガイド」の中に，「小児腎移植患者に移行プログラムを適用すべきか？」というCQが設定されており，そのCQに対してステートメントでは「小児腎移植患者が成人腎移植患者に移行するとき，服薬自己管理，検査自己管理，精神的あるいは社会的自立が必要とされる．これらが不十分であると移植腎機能喪失に結びつく．このようなノンアドヒアランスを回避するために，移行プログラムを適用することが望ましい」と書かれています．また解説文の中にも，「小児と成人のCKD患者は疾患構成が違い，腎臓内科医がそれらの知識を持っていることが必要である．加えて他のCKD患者の場合と違い，小児腎移植患者が成人施設へと転院・転科するうえで一番問題となることは，ノンアドヒアランスである．免疫抑制薬を適切に内服しない場合，容易に急性拒絶や移植腎廃絶につながる」と明記されています．

患児の成熟，家族，環境を考慮する

　ここで，腎移植においてTransitionの話題が出てくるときに，いつも代表的に引用されている文献を一つご紹介します．2000年のWatsonらの論文ですが，小児期に移植を受けた患者で移行した段階から20例

を観察したところ，8例が3年以内に移植腎機能を廃絶してしまったという報告です．この8例を見てみると，上の1〜8番が移植腎機能を廃絶しています．8番については，膀胱機能の下部尿路の異常に伴い移植腎機能が廃絶したと書かれていて，1〜7番は説明不可能な移植腎機能の廃絶だったということです．ただしその中に，familyやpersonal factorでbody imageが変化してしまったり，離婚という家族のエピソードがあったり，虐待があったり，いろいろと非常に大きな因子が加わっており，また9番以降の移植腎機能が温存されている群には，非常にfamilial supportが強く行われているといったことが記載されていました．これらのことからWatsonらは，個人の成長度合いを把握するだけでなく，社会的な，また家族内的なことも全て熟知した上で，移行を遂行していくべきであると述べています．

　一方，わが国における臨床腎移植の小児統計を見てみると，移植腎の1%強は，患者自身による免疫抑制剤の中止が廃絶理由になっています．これは献腎でも同様で，その割合は1%から5%弱に上っています．この廃絶した腎臓だけを取り上げて見てみると，患者自身による免疫抑制剤の中止によって，生体腎で10%，献腎で5%強の移植腎が廃絶していることが報告されています．

　これらをまとめて考えると，やはり思春期・青年期における移植は，ノンアドヒアランスに陥る可能性が高いと考えて対応すべきであると思います．また，移行時期については，患児本人の個々の性格上の成熟度合いを推し量った上で，さらに周囲の環境にも配慮しながら移行プログラムを開始することが重要であると考えます．わが国においても，小児期移植腎機能の廃絶理由の中で，患者本人による免疫抑制剤の中止が10%を占めている現況を考えると，小児期腎移植患者の個々の成熟度合いに応じて移行プログラムの適用を考慮すべきであると思います．

討 論

剣持 ありがとうございました．移行期，Transition の非常に大事な問題で，芦田先生がおっしゃったように，個々の成熟度によってノンアドヒアランスに陥ったりするのは想像できるのですが，その成熟度を判定し，それに応じた移行プログラムを開始するには，具体的にどのようにすればいいのでしょうか．

芦田 僕は小児科側から見ているのですが，移行という問題を考えるようになってから，自分の今までの診療体制を振り返ってみると，患者にはほとんど話をせず，親御さんに話をする姿勢が染みついていたように思います．それを今度，患者自身に薬の説明などをし始めたとき，うなずいてくれる子供と，ポカーンとして全く横を向いてしまう子供がいて，年齢に関わらず反応が非常に多岐にわたっているような印象を受けました．ですので，ある一定の年齢に達したときに，患者の親ではなく患者自身に対して説明を行い，それを患者の親に伝えさせるようなところから始めてみる．訓練と言うと変ですが，そういう自立が可能かどうかを見てみると，一つの判断材料になるのではないかと考えています．

剣持 どなたかいかがでしょうか．

渡井 名古屋第二赤十字病院の渡井です．Transition に僕も非常に興味があって，先日の日本小児腎不全学会でも取り上げさせていただいたのですが，そこで目から鱗だったのが，イギリスの Paul Harden 先生が，既存の病院に小児を合わせようという教育ではなく，病院がヤングアダルトに合わせて診察して，自然に大人の病院に合わせていこうということをおっしゃっていました．素晴しい発想だとは思ったのですが，日本ではお金と時間がすごくかかるでしょうし，実際に臨床の場で小児科の先生などを巻き込んで，そういったことが可能なのでしょうか．

それと，Transition について語るとき，現在はあまりに定義や形式に偏りすぎて学問になってしまって，実際に子供の立場に合わせた目線で Transition できていないのではないかと感じているのですが，もし間違っていれば教えていただきたいと思います．

芦田 先生のおっしゃる通りだと思います．実際に診察室の中で自分がやることを変えてみると，しばらくしてその患者も変わり始めたという実感が僕にはあって，自分が診察されたと感じると，以前は横を向いておもちゃを持って遊んでいた子が，診察室を出るまで僕の顔ばかりずっと見ているようになったりということを，自分で経験しているところです．ですから，今までの自分の診療態勢が，あまりに子供の成長に合わせていなかったのかなと反省するばかりですが，実際にはそういった小さなところから変えていかなければならない．初めから大きな枠組みを作り，今の小児科の一般外来なども含めた外来で対処しようとすると，非常に人手やスペースがかかったり，感染症とどう分けるかなど，いろいろな問題が一気に出てくると思います．今自分が行っている診療の中で，自分ができることから変えていくことは明日からでもできるので，実臨床的にはそれが一番早いのではないかと思います．

剣持 他にはいかがでしょうか．Transition というのは，例えば同じ施設の中で他の科に変わる場合，あるいは病院が変わる場合もありますが，その辺りの違いはありますか．同じ施設内だと移行しやすいということはあるのでしょうか．

芦田 同じ施設内の場合，Transition してもらう側の科の先生の顔を，先に見てもらいやすいという利便性があると思います．施設が異なる場合，患者にそこに行ってもらうか，新しい施設の先生に来てもらう必要がありますが，同じ施設内であれば，それが非常に行いやすいと思います．僕が自分で診察している患者の中でも，初めて内科の先生のところに行かせると，

「怖い」と言って半分ぐらいの患者が帰ってきてしまいます．何が違うのかとよく聞いてみると，お母さんのほうを見て話していた子は「怖い」と言って帰ってくる気がします．ですので，先生の言われるように，同じ施設内のほうが動きはとりやすいように思います．

剣持 そうですね．相談もしやすいし．

芦田 先にプレゼンすると，ハードルが下がるように思います．

剣持 自分の施設で小児の腎移植はあまり経験がないのですが，移行期のアドヒアランスでケアされる例というのは，先生自身の経験でも結構あるのですか．

芦田 当施設も，小児期の移植がそれほど多いわけではないので，僕自身の経験はありません．ただ，一般的な腎疾患の話として慢性疾患の患者は数多く診ているつもりですが，そういった子であっても同様の問題が非常に大きいと実感しますので，小児期に移植を行っている子については非常に丁寧な観察が必要ではないかと思います．

剣持 分かりました．他にはいかがでしょうか．

西 神戸大学腎臓内科の西です．受け入れ側の腎臓内科です．確かにご紹介いただいた方が内科の環境に慣れなくて，小児科の先生のほうにまた行きたいといった事例は経験しています．これについては，一度にこの日からは内科と区切ってしまうと，患者によっては適応が難しいので，移行プログラムというきれいな形のものはないのですが，移行期当初は双方を行ったり来たりして，小児科の受診もあり，内科の受診もありといった慣らし期間を設けるのもいいのではないでしょうか．お子さんによっては，ある日突然紹介していただいて，徐々に慣れてくる子もいるのですが，その見極めがなかなかできません．ですので，紹介していただくときに，見極めのコツとか，しばらく併診しましょうとか，何かサインを出していただけると非常にありがたいと思います．

芦田　ありがとうございます．僕らも内科を受診してくれるという方を前提に行ってもらってはいるのですが，治療成績はあまり良くないので，そういった対応は必要かなと思います．

相川　東邦大学の相川です．当院でも同じ施設内ではあまり問題はありません．診察室が隣なので，いつでも行けるし僕のところにも来られますから．ただし，例えば東京都立小児総合医療センターや，国立成育医療研究センターなどから当院にTransitionで来られる場合には，何人かが拒絶反応でひどい思いをされています．だから，季節や環境が変わるだけでも，実際にそういったことが起こってしまいます．医師を通して話をしていても，その一人の子のために，医師がそこまで時間をとるのはなかなか難しいと思います．

確か渡井先生の施設では，医師ではないのですが，子供の移植，Transitionの問題を扱っているスペシャリストの方がアシスタントのような形で子供の中に入り，医師との間を補うやり方をされていました．だから日本で言えば，レシピエントコーディネーターあるいはchild social specialistといった方の力が，必要になってくるのではないかと思います．

剣持　そうですね．レシピエントコーディネーターの講義の中にも，甲南女子大学の丸先生などによる，いわゆるTransitionのケアの仕方といった講義を必ず入れているのですが，実際にやってみないとなかなか分からないところもあるので，経験が大事かなと思います．Transitionしてノンアドヒアランスになってしまう理由の一つとして，精神的な問題が大きいと思うのですが，小児科で受診しているときにはご両親やお母さんと必ず来るのですか．例えば一人で来る方もいるわけですよね．

芦田　原則親権者というか，ご両親，あるいはその代わりになる方に一緒について来てもらいます．中学を卒業したぐらいからは，ある程度柔軟に対応していますが，治療の説明の責任をどこまで問えるかという話をするときに，非常に困難な場面

が出てきますので，ですから，できるとしても，子供を診察して子供に話した後，お母さんを入れてお母さんにも話をするような形が精一杯ではないかと思います．

佐藤 東京都立小児総合医療センター泌尿器科の佐藤です．先ほど相川先生からも，移行の患者を紹介しているという話がありましたが，実際，今われわれの施設では，私自身が逆に成人の病院のほうに行って診察をし続けている状況で，かなり時間がかかるという印象です．実際，30歳から40歳ぐらいになって，ようやく成人の病院に行きたいという患者も多く，20代では簡単には行かない子が多いというのが，今の実感です．ですので，移行プログラムという形で行動計画を実際に作ることはシステム的には重要だと思いますが，実際にその子が成人になってから移行していくというところには，かなり時間をかけてやっていかないと，今のお話にあったように難しいというか，失敗する事例も出てくるのではないかと感じています．

剣持 このセッションはこれで終わりたいと思います．ご協力ありがとうございました．

＜編集者略歴＞
吉村了勇（よしむらのりお）

現　職　京都府立医科大学大学院移植・再生外科学 教授
学　歴　1983年3月　京都府立医科大学大学院博士課程修了（外科系専攻），博士号取得
研究と職歴
1978年4月～1979年3月	京都府立医科大学外科 研修医
1979年4月～1983年3月	京都府立医科大学 大学院生
1983年11月～1985年11月	米国（ヒューストン）テキサス州立大学医学部外科・免疫移植部 留学
1989年4月～9月	米国テキサス州立大学，ネブラスカ州立大学へClinical Fellow として派遣
1992年1月～1994年3月	京都府立与謝の海病院外科 副医長
1999年8月	京都府立医科大学移植，一般外科学教室 教授腎移植センター長 兼務
2015年4月～2017年3月	京都府立医科大学附属病院 病院長京都府公立大学法人 理事京都府立医科大学 副学長

理事長　2012年～現在　　　　　　日本臨床腎移植学会
理　事　2004年～現在　　　　　　京都腎臓病総合対策協議会
　　　　2003年～2007年　　　　　日本移植学会
　　　　2007年～現在　　　　　　日本臨床腎移植学会
　　　　2015年～現在　　　　　　日本移植学会
大会長　2004年2月　　　　　　　第7回日本異種移植研究会（京都）
　　　　2006年9月　　　　　　　第28回日本小児腎不全学会（滋賀）
　　　　2007年2月　　　　　　　第40回日本臨床腎移植学会（金沢）
　　　　2008年3月　　　　　　　第35回日本膵・膵島移植研究会（京都）
　　　　2010年10月　　　　　　　第46回日本移植学会（京都）

＜演者略歴＞

相川　厚
（あいかわ　あつし）

現　職　東邦大学医学部腎臓学講座 名誉教授
学　歴　1979 年 3 月　慶應義塾大学医学部 卒業
職　歴　1979 年 3 月　慶應義塾大学病院 研修医
　　　　1981 年 6 月　慶應義塾大学医学部泌尿器科学教室 助手
　　　　1983 年 7 月　防衛医科大学校泌尿科学教室 助手
　　　　1985 年 5 月　慶應義塾大学医学部泌尿器科学教室 助手
　　　　1986 年 5 月　東邦大学医学部腎臓学研究室 助手
　　　　1989 年 1 月　Renal Transplant Unit, Royal Liverpool University Hospital, Registrar
　　　　1991 年 3 月　東邦大学医学部腎臓学教室 助手
　　　　1992 年 2 月　東邦大学医学部腎臓学教室 講師
　　　　2005 年 8 月　東邦大学医学部腎臓学講座 教授
　　　　2017 年 4 月　東邦大学医学部腎臓学講座 名誉教授
専門分野　腎移植，腎不全
所属学会　日本泌尿器科学会
　　　　　日本移植学会
　　　　　日本臨床腎移植学会
　　　　　日本腎臓学会
　　　　　日本透析医学会
　　　　　日本小児腎不全学会
　　　　　日本腎移植・血管外科研究会
　　　　　日本サイコネフロロジー研究会

剱持　敬
（けんもち　たかし）

現　職　藤田保健衛生大学医学部移植・再生医学 主任教授
学　歴　1983 年 3 月　千葉大学医学部 卒業
職　歴　1983 年 6 月　千葉大学医学部外科学第 2 教室 研修医
　　　　1989 年 4 月　国立循環器病センター研究所実験治療開発部 研究員
　　　　1992 年 5 月　米国カリフォルニア大学ロサンゼルス校（UCLA）研究員
　　　　1995 年 8 月　千葉大学医学部外科学第 2 教室 助手
　　　　1997 年 8 月　千葉大学大学院先端応用外科学 講師
　　　　2005 年 4 月　国立病院機構千葉東病院臨床研究センター センター長
　　　　2012 年 9 月　藤田保健衛生大学医学部臓器移植科 教授
　　　　2012 年 9 月　藤田保健衛生大学病院移植医療支援室 室長
　　　　2016 年 1 月　藤田保健衛生大学医学部移植・再生医学 主任教授
併　任　京都府立医科大学医学部移植再生外科学 客員教授
　　　　東京医科大学八王子医療センター消化器・移植外科学 客員教授
　　　　千葉大学医学部先端応用外科学 非常勤講師
専門分野　臓器移植（膵臓移植，腎移植，膵島移植），肝胆膵外科
所属学会　International Pancreas and Islet Transplantation Association（ipita）Council
　　　　　日本膵・膵島移植研究会 会長
　　　　　日本臓器保存生物医学会 理事長
　　　　　日本臨床腎移植学会 副理事長
　　　　　日本組織移植学会 理事
　　　　　日本臓器移植ネットワーク（JOT）理事
　　　　　日本移植学会 幹事
　　　　　日本再生医療学会 評議員
　　　　　日本移植腎病理研究会 評議員
　　　　　日本組織適合性学会 評議員
　　　　　日本肝胆膵外科学会 評議員
　　　　　千葉医学会 評議員
　　　　　日本移植コーディネーター協会（JATCO）役員
　　　　　膵臓移植中央調整委員会 委員
　　　　　膵臓移植実務者委員会 委員長
　　　　　厚生労働省「膵臓移植の基準等に関する作業班」班員

芦田　明（あしだ　あきら）

現　職　大阪医科大学小児科学 講師
学　歴　1988 年 3 月　　大阪医科大学医学部 卒業
　　　　1990 年 4 月　　大阪医科大学大学院 入学（専攻 小児科学）
　　　　1994 年 3 月　　大阪医科大学大学院 修了
職　歴　1988 年 6 月　　大阪医科大学附属病院小児科学教室 研修医
　　　　1994 年 4 月　　柏原赤十字病院小児科 医員
　　　　1995 年 5 月　　大阪医科大学 小児科 助手
　　　　2004 年 4 月　　大阪医科大学 小児科学 学内講師
　　　　2007 年 4 月　　大阪医科大学 小児科学 講師
　　　　2007 年 4 月　　東京女子医科大学腎臓小児科 非常勤講師
専門分野　小児腎臓病学
所属学会　日本小児科学会 代議員
　　　　　日本腎臓学会 CKD 診療ガイドライン 2018 作成委員
　　　　　日本腎臓学会・日本小児科学会合同非典型溶血性尿毒症症候群診断基準作成委員会 委員
　　　　　日本腎臓学会・日本小児科学会合同非典型溶血性尿毒症症候群診断基準改訂委員会 委員
　　　　　日本アフェレシス学会 評議員
　　　　　日本透析医学会 CKD-MBD 診療ガイドライン 作成委員
　　　　　日本透析医学会 腎性貧血診療ガイドライン 作成委員
　　　　　日本小児腎臓病学会 評議員，理事
　　　　　日本小児感染症学会
　　　　　日本臨床腎移植学会 評議員，学会雑誌編集委員
　　　　　日本小児腎不全学会 評議員，学会雑誌編集委員，第 37 回日本小児腎不全学会 会長
　　　　　日本小児体液研究会 幹事
　　　　　日本小児高血圧研究会 幹事
　　　　　腎とフリーラジカル研究会 実行委員
　　　　　第 29 回腎とフリーラジカル研究会 会長
　　　　　近畿小児腎臓病研究会 幹事
　　　　　大阪小児科学会 資格認定委員，運営委員

腎移植連絡協議会からの提言
腎移植を取り巻く新たな問題点
定価（本体1,500円＋税）
2017年10月20日　第1版第1刷

編集者　吉　村　了　勇
発行者　鈴　木　文　治
発行所　医学図書出版株式会社

〒113-0033　東京都文京区本郷2-29-8
TEL 03-3811-8210　FAX 03-3811-8236

・JCOPY ＜(社)出版者著作権管理機構 委託出版物＞
本書の無断複写は著作権法上での例外を除き禁じられています．
複写される場合は，そのつど事前に(社)出版者著作権管理機構（電話 03-3513-6969，FAX 03-3513-6979，e-mail：info@jcopy.or.jp）の許諾を得てください．

ISBN978-4-86517-239-3

C3047 ¥1500E

定価（本体 1,500 円＋税）

医学図書出版